ÉTUDE

SUR LA

CHOROÏDITE ANTÉRIEURE

PAR

H. COURSSERANT,

Docteur en médecine de la Faculté de Paris,
Ex-chef de clinique du Dr Sichel.

PARIS

ALEXANDRE COCCOZ, LIBRAIRE ÉDITEUR.

11, RUE DE L'ANCIENNE-COMÉDIE, 11

1877

ÉTUDE

SUR LA

CHOROÏDITE ANTÉRIEURE

PAR

H. COURSSERANT,

Docteur en médecine de la Faculté de Paris,
Ex-chef de clinique du Dr Sichel.

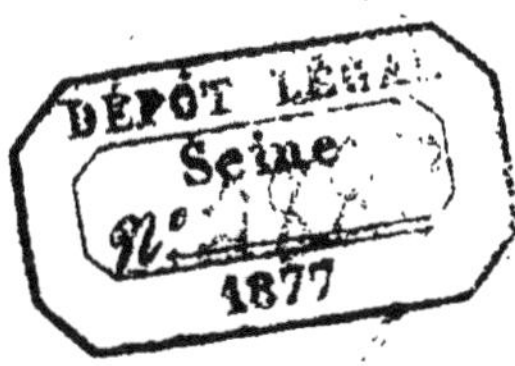

PARIS
ALEXANDRE COCCOZ, LIBRAIRE-ÉDITEUR.
11, RUE DE L'ANCIENNE-COMÉDIE, 11

1877

A LA MÉMOIRE DE MA GRAND'MÈRE

Morte le 23 septembre 1863.

A LA MÉMOIRE DE MON PÈRE

LE DOCTEUR COURSSERANT

Mon meilleur maître, mon meilleur ami.

Puisse le souvenir de sa vie loyale me guider toujours ans mes actes.

A LA MÉMOIRE DE MON ONCLE S. JEANNIN

A MA BONNE MÈRE

Dont le dévouement m'a soutenu dans toutes les épreuves.

A MA TANTE A. JEANNIN

A MON ONCLE ET A MA TANTE A. COCHET

AUX BARONNES H. ET J. DE S.

Hommage de profond respect et de grande reconnaissance.

A M. JULES SIMON

Membre de l'Académie française,
Président du Conseil des Ministres.

Veuillez recevoir, Monsieur, ce faible témoignage de ma gratitude et de mon profond respect pour la sympathie que vous m'avez toujours témoignée.

Coursserant.

A MON PRÉSIDENT DE THÈSE

A M. LE PROFESSEUR GERMAIN SÉE

Professeur de clinique médicale à l'Hôtel-Dieu,
Membre de l'Académie de médecine.

Hommage de la plus vive reconnaissance pour l'extrême bienveillance qu'il m'a toujours témoignée.

A M. LE DOCTEUR SICHEL

A M. LE DOCTEUR GILLETTE

Chirurgien des hôpitaux.

A MON EXCELLENT AMI LE Dr B. ANGER

Chirurgien de l'hôpital Saint-Antoine,
Professeur agrégé à l'Ecole de médecine.

A MON CHER AMI GEORGES DAREMBERG

A MON COMPAGNON D'ÉCOLE

LE DOCTEUR G. SIMON

Souvenir de nos études et de ma sincère amitié.

A M. BARTH

Président de l'Association des médecins de la Seine.

Je remercie en vous, Monsieur, l'association pour l'appui qu'elle m'a prêté dans de tristes moments.

A MM. CAMPENON, GRENET LETULLE

Amitiés. Remercîments.

ÉTUDE

SUR LA

CHOROÏDITE ANTÉRIEURE

INTRODUCTION.

Dans le cours de nos études médicales, notre attention avait été fixée, il y a quelques années, sur un petit nombre de lésions choroïdiennes dont le siége peu habituel, et la symptomatologie un peu vague, nous semblaient mériter une description particulière.

La rareté des cas publiés nous fit mieux comprendre encore l'intérêt qu'il y aurait peut-être à rassembler, dans un modeste travail, les faits qu'il nous a été donné d'observer.

Nous décrirons sous le nom de choroïdite antérieure, une affection caractérisée par des lésions diverses situées entre l'équateur et l'ora serrata et donnant lieu à un ensemble symptomatique qui s'éloigne par beaucoup de points des autres choroïdites.

Toutefois, nous avons cru utile de rappeler au début les notions anatomiques et physiologiques les plus nécessaires de cette membrane si intéressante dans l'organe visuel. Elles nous serviront à comprendre et à expliquer un grand nombre de phénomènes morbides que nous aurons à décrire dans le cours des pages qui vont suivre.

Qu'il nous soit permis tout d'abord de témoigner à notre excellent et vénéré maître, M. le professeur Trélat, toute la reconnaissance que nous lui devons pour ses savants et affectueux conseils qui ne nous ont jamais fait défaut pendant nos années d'études.

ANATOMIE NORMALE.

La choroïde est une membrane vasculaire située entre a rétine et la sclérotique. Comme l'enveloppe fibreuse de l'œil, elle présente à sa partie postérieure un trou, destiné à laisser passer le nerf optique qui forme, sur sa face antérieure, l'expansion nerveuse connue sous le nom de rétine. En avant elle subit des modifications importantes ; elle perd alors son nom de choroïde pour s'appeler muscle ciliaire, procès ciliaire et iris.

Son épaisseur moyenne, d'après Iwanoff (1), est de 0^{mm} 08 à 0^{mm} 16. D'après Sappey (2), elle offre sous le rapport de son épaisseur, de nombreuses variations dans les divers points de son étendue. Pour cet anatomiste distingué, elle aurait dans sa partie moyenne 0^{mm} 03 ; en arrière, 0^{mm} 04; en avant elle atteindrait 1^{mm}.

Ces différences semblent être en rapport avec le plus ou moins grand nombre de vaisseaux contenus dans son

(1) Tunica vasculosa in Stricker. A II, p. 1035.

(2) Anatomie descriptive.

tissu, et aussi avec l'état de vacuité ou de plénitude de ces derniers.

Sa face externe répond à la partie concave de la sclérotique sur laquelle elle se moule et dont elle est séparée : 1° par des vaisseaux ; 2° par des nerfs qui suivent une direction antéro-postérieure.

Son adhérence à la sclérotique est peu considérable dans toute sa partie moyenne, et chacun sait qu'on peut facilement pincer la sclérotique dans cette région sans la blesser.

En avant, cette adhérence est beaucoup plus intime ; à la partie postérieure, les vaisseaux et les nerfs qui, après avoir traversé la sclérotique se répandent dans la choroïde, contribuent pour une certaine part à fortifier cette adhérence.

Lorsqu'on cherche à décoller ces deux enveloppes, on y arrive aisément; mais en les écartant, on remarque la présence de filaments ténus qui vont de l'une à l'autre face.

Les deux faces de la choroïde ne présentent pas la même coloration : tandis que la concavité offre, surtout dans son tiers antérieur, une teinte très-foncée, la convexité est beaucoup plus pâle ; cela tient aussi à ce qu'une partie de la lamina fusca est restée adhérente à la sclérotique, diminuant d'autant la matière pigmentaire de cette face.

Cette répartition a conduit quelques auteurs (1) à décrire deux parties dans cette lamina fusca. Cette sous-division n'est nullement justifiée par l'histologie, comme

(1) Iwanoff et Arnold.

nous le verrons dans un instant. Il est inutile de surcharger l'étude déjà si difficile des membranes profondes de l'œil.

Quand nous aurons dit que cette face interne est inégale, filamenteuse, que cet aspect est des plus nets lorsqu'on l'examine soit avec une loupe, soit simplement sous l'eau, nous en aurons fini avec l'anatomie à l'œil nu, de cette partie si importante de l'organe visuel.

Anatomie des couches. — On distingue dans la choroïde, en procédant de sa partie interne vers sa partie superficielle, 5 couches, qui sont :

1° Couche pigmentaire ;

2° Membrane vitreuse ;

3° Chorio-capillaire ;

4° Couche des gros vaisseaux ;

5° Membrane supra-choroïdienne ou lamina fusca.

Couche pigmentaire. — Certains auteurs, se basant sur l'embryogénie qui démontre que cette couche prend son développement, comme la rétine, aux dépens de la vésicule oculaire (1), la décrivent aujourd'hui avec la membrane nerveuse de l'œil. Mais pourquoi alors ne point décrire avec la rétine le pigment iridien qui provient également, comme celui de la choroïde, de cette même partie de la vésicule oculaire : d'un autre côté, cette couche, après le complet développement de l'œil, devient tout à fait indépendante de la rétine. Pathologiquement elle suit le plus souvent la destinée de la membrane vas-

(1) Duval Thèse d'agrégation, 1872.

culaire : elle manque à la rétine dans le cas de décollement sans grand préjudice pour sa nutrition, pendant un temps souvent fort long.

Tout son pigment manque chez l'albinos ainsi que la plus grande partie de celui du stroma choroïdien.

Dans le coloboma choroïdien, elle fait absolument défaut, et, dans toute l'étendue de la fissure, la rétine ne présente pas d'altération.

La faculté visuelle s'y exerce dans toute sa force, comme nous avons pu nous en assurer chez un malade que nous avons observé dans le service de notre maître, M. le professeur Trélat et qui offrait au plus haut degré cette curieuse anomalie.

Pour toutes ces raisons nous la décrivons ici.

Elle est formée d'une seule couche de cellules à prolongements exigus, placées comme les pièces d'une mosaïque, d'une hauteur de 0^{mm} 012 à 0^{mm} 018 et de 0^{mm} 009 d'épaisseur (1).

Ces cellules renferment un pigment spécial constitué par des granulations noirâtres ou brunâtres, dont la quantité varie beaucoup, et qui peuvent manquer.

On leur décrit également un noyau situé contre la paroi de la cellule.

Les parois de ces éléments sont très-minces et très-délicates : une légère pression suffit pour les faire éclater.

Leurs granulations pigmentaires sont douées, d'après Kolliker, d'un mouvement moléculaire très-remarquable, même lorsqu'elles sont renfermées dans la cel-

(1) Chrétien. V. Thèse.

lule, et qui devient plus évident et plus énergique lorsque, par éclatement de l'enveloppe, elles deviennent libres.

Nous avons dit que ces cellules offrent de nombreux prolongements : ceux-ci, d'après Manz (1), sont creux. Le fait a été prouvé : 1° par de curieuses expériences sur les animaux, où on a vu ces granulations pigmentaires douées d'un mouvement brownien manifeste dans les dits prolongements ; 2° chez l'homme où l'existence de ces granulations a été constatée dans ces émanations des cellules.

Membrane vitreuse. — Cette membrane a reçu des noms différents : celui-ci lui a été donné par Arnold : c'est la lame élastique de Kolliker.

Elle offre peu d'importance en clinique. Elle fait partie du tissu dit stroma-choroïdien dont nous parlerons bientôt ; il y existerait seulement une prédominance des fibres élastiques.

Pour ne pas y revenir, nous dirons que la stroma qui sert de charpente et de moyen d'union aux différentes couches de la choroïde est un tissu intermédiaire au tissu cellulaire et au tissu élastique : dans les différentes parties de la membrane, l'un ou l'autre de ces caractères prédomine.

Pour Muller, il y aurait du vrai tissu cellulaire, et Manz le placerait ordinairement au voisinage des gros vaisseaux, à la tunique adventice desquels il paraîtrait

(1) In Wecker.

s'appliquer. On trouve disséminées dans tout le stroma de nombreuses cellules à pigment.

Membrane chorio-capillaire. — En abordant l'étude de cette première couche de la portion vasculaire de la choroïde, nous entrons dans la partie fondamentale de la membrane, tant au point de vue physiologique qu'au point de vue clinique et pathologique.

Pour bien comprendre cette circulation si intéressante et si riche, il nous semble préférable pour la clarté de la description de prendre le sang à son entrée dans la choroïde et le suivre dans sa marche.

La choroïde reçoit son sang, directement des ciliaires courtes postérieures, indirectement des ciliaires longues, toutes deux branches de l'ophthalmique ; elle peut, au moins jusqu'à un certain point, pour sa circulation artérielle, être divisée en deux territoires presque indépendants.

Cette distribution du sang nous paraît très-importante pour expliquer certains états pathologiques.

Les ciliaires courtes sont formées à leur origine par deux troncs situés de chaque côté du nerf optique : arrivés près de la sclérotique, ces deux troncsse divisent chacun en six ou huit branches qui embrassent la circonférence du nerf. Ces premiers rameaux percent la sclérotique, cheminent quelque temps dans la lamina fusca, puis se divisent dichotomiquement en rameaux secondaires qui gagnent les couches profondes du tissu choroïdien, pour venir former en arrière de la lame vitreuse ou élastique, le magnifique réseau de capillaires, connu sous le nom de membrane ryschienne ou chorio-capillaire.

Les premières branches présentent dans le voisinage du nerf optique de fréquentes anastomoses.

Souvent l'on constate une branche qui arrive jusqu'à l'ora-serrata, en ne présentant qu'une et quelquefois pas de division : généralement alors cette branche s'anastomose avec un des rameaux récurrents des ciliaires antérieures.

Les parties antérieures de la choroïde proprement dite reçoivent douze à quinze rameaux qui, après avoir traversé le muscle ciliaire, viennent se perdre dans cette zone, ou s'anastomoser avec les terminaisons des ciliaires courtes.

Quelques auteurs avaient avancé qu'il existait des anastomoses entre les vaisseaux choroïdiens et rétiniens, au niveau de l'ora-serrata.

Lebert (1), dans son beau travail sur la circulation de l'œil, dit de la manière la plus absolue que ces anastomoses n'existent pas.

Le même anatomiste prétend également que ces ciliaires postérieures ne sont pas, dans certains cas, assez puissantes pour porter le sang même aux parties de l'équateur de l'œil. Mais cette circulation est peu de chose si on la compare à cette riche irrigation du segment postérieur.

Elle montre que, dans certaines circonstances, le sang pourrait arriver jusqu'à la région ciliaire et à l'iris par l'intermédiaire de ces rameaux récurrents.

(1) Leber. Journal de Robin, 1869.

Normalement, le sang suit au contraire une marche rétrograde d'avant en arrière dans ces rameaux récurrents.

Ces ciliaires courtes postérieures sont remarquables par le développement considérable de leurs fibres musculaires circulaires et longitudinales (1).

Les faisceaux les plus considérables correspondent aux divisions les plus fortes. Certains auteurs ont nié le caractère musculaire de cette couche périvasculaire et ne veulent voir là qu'une simple membrane adventice.

Mais Schweiger prouve de la manière la plus évidente que ces artères ciliaires ne possèdent en dehors de l'œil qu'une tunique adventice beaucoup moins développée ne contenant simplement que des noyaux cellulaires fusiformes, et que l'épaississement qu'elles présentent dans l'intérieur du globe est dû à une forte couche musculaire.

Cette couche disparaît dans les vaisseaux qui approchent l'ora-serrata.

Manz (2), et avec lui un certain nombre d'anatomistes, affirme qu'on ne peut constater sur les artères choroïdiennes, la transformation directe en veines.

Toute cette couche artérielle est située sur le plan moyen de l'ensemble vasculaire.

Veines. — Si les artères forment dans la choroïde une circulation presque indépendante, il n'en est pas de même des veines. Celles-ci, connues sous le nom de vasa

(1) Schweiger. Leçons d'ophthalmoscop., 1865.

(2) In Wecker. Traité des mal. des yeux.

vorticosa, veines tourbillonnées, sont au nombre de quatre à huit. On trouve leurs troncs principaux près de l'équateur de l'œil. Elles sont situées en dehors des artères et présentent de fréquentes anastomoses entre elles, surtout dans les parties postérieures, ou de nombreux rameaux de communication naissant de leurs principaux troncs.

En avant, les anastomoses sont beaucoup moins fréquentes et moins importantes.

C'est par cette voie que sort de l'œil tout le sang qui a servi à la nutrition de l'iris, du corps et du muscle ciliaire et tout le sang choroïdien.

L'ensemble de ces deux systèmes forme la couche dite des gros vaisseaux. Ceux-ci sont reliés entre eux par le tissu de charpente ou stroma choroïdien avec tous ses caractères.

Le réseau capillaire qui complète cette circulation forme un des réseaux les plus élégants et les plus serrés qui existent, et cela principalement dans le pôle postérieur.

Ces vaisseaux, pendant longtemps, furent décrits comme des espèces de canaux creusés dans l'épaisseur d'une substance amorphe (1).

Mais des recherches ultérieures ont démontré qu'ils ne diffèrent aucunement des autres capillaires de l'économie (2).

Les mailles de ce réseau sont rondes et petites au pôle postérieur de l'œil, plus allongées et moins serrées au

(1) Cruveilhier. Heule.

(2) Brière. Sarcome de la choroïde. Thèse Paris, 187[illegible]

contraire lorsqu'elles arrivent près de l'ora-serrata. Contre ces capillaires on trouve des éléments cellulaires allongés qui deviennent surtout très-manifestes dans l'inflammation de la choroïde. Ces éléments s'anastomosent entre eux par de fins prolongements.

Nerfs. — Les nerfs choroïdiens viennent de nerfs ciliaires et du naso-ciliaire. On admet qu'ils sont en rapport avec les vaisseaux et principalement avec la couche musculaire.

Ils exerceraient une influence directe sur la régularité de toute cette circulation.

Servent-ils à l'accommodation en agissant sur les fibres musculaires de la choroïde, et alors deviennent-ils l'antagoniste du muscle ciliaire ? La question n'est pas encore résolue.

L'existence des filets sympathiques est généralement admise, quoique l'anatomie ne les ait pas encore trouvés. Tous ces nerfs arrivent par la même voie que les artères dont ils suivent les divisions ; et, dans le pôle postérieur de l'œil, ils forment un réseau fin et délicat. Enfin, H. Muller (1) a signalé dans la choroïde la présence de cellules nerveuses qui s'y trouvent disséminées.

PHYSIOLOGIE.

Comme nous venons de le montrer dans le court aperçu anatomique de la choroïde que nous venons de faire, cette membrane est essentiellement constituée par

(1) Muller. Arch. f. ophthalm.

trois éléments principaux : les vaisseaux, la substance pigmentaire et l'appareil musculaire lisse qui jouent chacun un rôle spécial des plus importants dans la physiologie du globe oculaire.

Nous allons rapidement étudier la choroïde au point de vue physiologique, nous réservant d'insister plus longuement sur les faits qui nous ont paru les plus intéressants au point de vue particulier qui nous occupe.

L'œil, cet instrument d'optique si complexe, offre à la face profonde de ses enveloppes une couche mince, mais continue, constituée par une substance particulière, « le pigmentum »; ce pigment complète la chambre noire nécessaire aux phénomènes physiques de la formation des images au fond de l'organe de la vision.

Cette couche sombre ainsi placée entre la membrane musculo-vasculaire, la choroïde et la rétine est surtout capable d'absorber en partie les rayons lumineux et d'empêcher les réflexions irrégulières de ceux d'entreeux qui pourraient se perdre dans la cavité oculaire.

Nous passons sous silence la disposition spéciale connue sous le nom de tapis que l'on ne rencontre que chez un certain nombre d'animaux.

Ce n'est pas à dire que l'existence de ce pigment soit absolument indispensable pour la vision nette. La disparition complète, telle qu'on la rencontre chez l'albinos, ou son absence partielle, comme on la constate aisément dans les cas de coloboma irido-choroïdien, suffisent peut-être à le prouver; d'ailleurs, à l'état pathologique, dans les inflammations de la choroïde, il offre presque toujours des modifications très-importantes;

disparaît-il alors par places, ou bien émigre-t-il de façon à se disperser en ilôts plus ou moins grands?

Peut-être cette mince couche épithéliale pigmentée est-elle destinée à absorber les rayons caloriques nés aux dépens des combustions et des échanges moléculaires qui doivent se passer dans cette si riche circulation choroïdienne?

Nous n'insisterons pas sur ces questions; nous nous bornons, pour le moment, à signaler cette hypothèse qui ne nous paraît nullement irrationelle.

Un fait capital dans l'étendue physiologique de la choroïde, ce sont les mouvements constatés dans cette membrane.

Hensen et Wolkers (1) ont prouvé de la façon la plus évidente le déplacement spontané de la choroïde dans toute la région de cette membrane située en avant de l'équateur de l'œil. Nous ne décrirons pas ici, on le comprend, leurs expériences aujourd'hui classiques. Elles ont été, d'autre part, vérifiées par nombre d'observateurs.

Ces deux physiologistes ont en outre remarqué que ce déplacement choroïdien, produit dans le phénomène de de l'accommodation, pouvait aussi se produire en dehors de la contraction du muscle ciliaire. Ainsi donc, la choroïde posséderait une *auto-contraction*, si nous pouvons nous servir de ce terme, pendant laquelle sa courbe tend à disparaître.

Il en résulterait, pour premier effet, une pression intra-oculaire, dirigée principalement sur les parties équatoriales du corps vitré.

(1) Voyez Panas. Leçons sur les kérat[illegible]

On serait même allé jusqu'à avancer que ces mouvements propres de la choroïde pourraient agir comme antagoniste du muscle ciliaire.

D'autre part, Lebert (1) a montré qu'au moment de l'accommodation, le muscle ciliaire comprime seulement les artères contenues dans son épaisseur. Or, ces artérioles sont, ainsi que nous l'avons vu, la source principale de la nutrition de la zone choroïdienne antérieure. Les veines, au contraire, passant en dehors du muscle ciliaire ne supportent aucune pression.

Il en résulte donc un arrêt du sang artériel dans les ciliaires antérieures. Si l'on tient compte, en outre, de l'insuffisance déjà notée des ciliaires postérieures, on comprendra aisément que la partie antérieure de la choroïde est incessamment exposée à des variations continuelles dans la quantité de sang reçue.

Aussi comprend-on sans peine que la nutrition de la région choroïdienne antérieure est moins bien assurée qu'au niveau du pôle postérieur.

Enfin, cette partie si spéciale de la choroïde est, sans cesse, le siége de pressions et de mouvements fréquents et réguliers.

De toutes les considérations générales qui précèdent, nous pouvons sans crainte conclure que toutes les fois qu'un processus pathologique quelconque se développera dans cette région, il y trouvera sûrement un terrain tout préparé ; ainsi se trouve créée une imminence morbide.

Nous croyons, pour nous, que ces données physiologiques peuvent être d'un grand secours pour expliquer certaines lésions de cette partie de la membrane.

Lorsque, en 1840, Henle découvrait la fibre musculaire dans la structure des vaisseaux, il formulait la proposition suivante : Le mouvement du sang dépend du cœur, mais sa répartition dépend des vaisseaux. Cette loi s'applique admirablement à la choroïde et à ses fonctions.

Il fallait à l'œil, dont la membrane rétinienne transforme en lumière toutes les excitations qu'elle reçoit une circulation régulière et non saccadée. Aussi le sang qui arrive du cœur dans les artères ciliaires est-il obligé de parcourir, au préalable, les sinuosités qu'elles présentent et qui diminuent son impulsion. De cette façon, à son entrée dans la membrane vasculaire de l'œil, l'ondée sanguine n'est plus rhythmée. Ce mouvement se régularise encore grâce à la richesse de la tunique musculaire des vaisseaux qui vont distribuer le sang à tout l'organe.

Le segment postérieur de la choroïde, immobilisé comme nous l'avons vu, n'est pas exposé aux plissements qui existent dans la région antérieure, et qui pourraient entraver l'entrée du sang.

Par suite de cette disposition, le fonctionnement circulatoire du fond de l'œil se trouve assuré ainsi que la nutrition des parties les plus importantes dans l'acte de la vision.

Mais la choroïde, dont la richesse de vascularisation est si grande, a encore d'autres fonctions à remplir à l'égard des autres membranes de l'œil : elle régle la nutrition de l'organe, sa tension et enfin sa caléfaction.

D'innombrables faits pathologiques sont venus établir de la manière la plus évidente que l'intégrité du corps vitré et du cristallin est directement liée au parfait fonctionnement de la choroïde. Toutefois, ici encore, en tenant compte des phénomènes observés, on peut admettre une division régionale parfaite au point de vue clinique. Tandis que les lésions de la partie postérieure sont une cause de désorganisation rapide pour le corps vitré, le cristallin, au contraire n'est influencé que tardivement. Par contre c'est lui qui reçoit souvent le contre coup des altérations de la choroïde lorsqu'elle siége en avant.

On accorde encore à la choroïde, le rôle principal dans le maintien de la tension oculaire nécessaire pour le libre fonctionnement de l'organe. Mais les physiologistes, en lui reconnaissant ce rôle, discutent encore aujourd'hui pour en approfondir le mécanisme.

En terminant cette étude rapide de la physiologie de la choroïde, nous signalerons encore une fonction remarquable attribuée à cette membrane, et sur laquelle l'attention des ophthalmologistes n'a peut-être pas été suffisamment attirée.

Nous voulons parler de son rôle comme appareil de caléfaction.

Le docteur Chrétien (1), dans son travail remarquable sur la choroïde, s'exprime ainsi à ce sujet : « Sans doute une telle disposition a, avant tout, pour but d'enfermer

(1) Thèse d'agrég., 1876. Paris.

dans une chambre noire les parties essentielles à l'appareil visuel, la rétine et le cristallin. Mais la vascularisation si accentuée de la choroïde et de l'iris, chez qui rien n'indique que les phénomènes nutritifs puissent présenter une activité en rapport avec ce luxe de vaisseaux, doit avoir cependant sa raison d'être : nous croyons la trouver dans un rôle de caléfaction que la membrane irio-choroïdienne remplit vis-à-vis des parties qu'elle contient dans sa cavité, et particulièrement de la rétine.

En effet, toute fibre nerveuse en général, et en particulier toute fibre sensitive exige, entre autres conditions indispensables à son fonctionnement, un certain degré de calorique, au niveau de son épanouissement périphérique, aussi bien que sur son trajet. Un des meilleurs exemples que nous puissions en donner, pour ce qui est de l'extrémité périphérique des nerfs sensitifs, est l'anesthésie locale provoquée si souvent dans les opérations chirurgicales au moyen de la réfrigération. Une expérience bien connue consiste à utiliser la situation superficielle du nerf cubital au niveau du coude pour le réfrigérer ; on provoque ainsi, entre autres phénomènes, l'anesthésie des parties où il se rend. La fibre nerveuse sensitive a donc besoin, elle aussi d'une certaine somme de calorique. Bien qu'aucune expérience, comparable n'ait été faite, à notre connaissance, sur la rétine, nous pouvons admettre par analogie qu'il en est de même pour cette membrane si délicate et si perfectionnée. L'appareil de perception (cônes, batonnets), et l'appareil de transmission (fibres nerveuses), qu'elle constitue, doivent être soumis, on n'en peut douter, aux mêmes lois générales que les autres appareils de sensibilité.

Or, l'œil occupe, dans la face, une situation assez superficielle ; il est à peine protégé pendant la veille, par les paupières contre l'action du froid. La cornée et la sclérotique, ces deux membranes si peu vivantes, dont l'une ne contient pas de vaisseaux et l'autre n'en présente que de peu nombreux, défendent mal le globe oculaire contre le froid.

Nous croyons donc pouvoir, à juste raison, considérer la membrane irio-choroïdienne, comme remplissant, à l'égard de la rétine, le rôle très-important d'appareil de caléfaction. Sa cavité serait donc, non-seulement une chambre noire, mais aussi une chambre chaude, une véritable étuve.

Cette vascularisation abondante et riche, nous la retrouvons non-seulement au voisinage de la rétine, mais en comparant l'appareil de l'olfaction à la vision, dans la membrane pituitaire. Ici aussi refroidissement facile, nécessaire même ; aussi la muqueuse est-elle gorgée, pour ainsi dire, de vaisseaux sanguins volumineux qui vont protéger la vitalité des fibres olfactives, comme la choroïde protége, dans l'œil, l'intégrité des fibres nerveuses rétiniennes.

APERÇU HISTORIQUE.

Tandis que les altérations choroïdiennes du pôle postérieur de l'œil ont donné lieu à de nombreux travaux, la choroïdite antérieure a jusqu'ici peu attiré l'attention des ophthalmologistes.

Dans les livres classiques on recommande bien, il est vrai, l'examen des parties périphériques de l'œil, mais, on peut le dire, cet examen est trop souvent négligé dans la pratique.

Cette faute est certainement la seule cause du petit nombre de faits publiés, et nous avons la certitude, pour ce qui nous concerne, d'être plus d'une fois passé à côté de la maladie.

Duplay, dans son traité (1), consacre quelques lignes à cette affection ; mais les phénomènes cliniques ne nous semblent pas en rapport avec ceux que nous avons pu observer nous-même.

Mais, comme nous, il insiste sur la difficulté d'arriver sur la lésion avec l'ophthalmoscope, et sur la possibilité de la méconnaître.

Il semblerait, d'après les cas de choroïdite antérieure qu'il a observés, qu'il n'a eu que des malades atteints de la forme inflammatoire et à marche rapide.

Dans son mémoire sur la choroïdite exsudative et trophique, Drognat Landré a rassemblé cinquante observations (2).

Sur ces cinquante malades, dix-sept présentaient des altérations périphériques.

Mais il ne donne aucun renseignement sur la manière dont l'examen a été pratiqué : les pupilles avaient-elles été dilatées ou non ?

Faut-il entendre ici par périphérie les points qu'on peut examiner avec le miroir lorsque le malade regarde faiblement en haut ou en bas?

(1) Follin et Duplay. Path. ext., t, IV.

(2) Annales d'oculistique, 1875.

Mais de cette manière on arrive à peine à atteindre l'équateur de l'œil, et nous n'avons pas l'intention de faire rentrer ces cas dans notre travail.

Nous entendons par choroïdite antérieure visible à l'ophthalmoscope, celle qu'on peut découvrir après dilatation maximum de la pupille lorsque le malade porte les yeux dans les positions extrêmes du regard, l'observateur se plaçant lui-même le plus obliquement par rapport à l'œil observé.

On sait qu'on peut arriver ainsi sur des points voisins de l'ora serrata.

Nous n'avons pas la prétention de décrire une maladie nouvelle, nous voulons seulement donner ici l'observation de malades chez lesquels nous avons trouvé des altérations dans cette zone, altérations qui n'étaient accompagnées d'aucune lésion extérieure pouvant attirer l'attention du médecin et qui donnaient lieu à des phénomènes faussement interprétés par la suite.

Dans un mémoire très-bien fait sur la choroïdite, un de nos maîtres, le docteur Sichel (1) rapporte plusieurs faits dont un trouverait place à côté des nôtres.

Cet observateur, du reste, insiste, de son côté, sur l'intérêt qu'il y a à porter son attention sur cette partie de la choroïde.

Guidé par nos observations, nous essayerons de donner l'ensemble clinique de la maladie, nous insisterons sur le diagnostic différentiel, et sans faire l'anatomie pathologique, où nous ne pourrions rapporter que des faits connus et publiés partout, nous dirons quelques

(1) Sichel. Annales d'oculistique, 1872.

mots de l'étiologie de la maladie en nous basant sur l'anatomie et la physiologie de la membrane et sur des détails d'anatomie pathologique, peut-être trop oubliés dans l'histoire des choroïdites en général.

SYMPTOMATOLOGIE.

De quoi se plaignent généralement les malades? d'éblouissements, d'étincelles, de fatigue de l'œil, de lourdeur dans l'organe surtout lorsqu'ils travaillent, dès qu'ils baissent la tête : impressions qui ne sont dues probablement qu'à l'excitation et à la compression des éléments rétiniens.

Mais la douleur se présente au moment de l'effort accommodatif, c'est-à-dire lorsque des mouvements se produisent dans la choroïde, mouvements qui ne peuvent plus librement s'accomplir dans la totalité de la circonférence et qui nécessitent des tiraillements anormaux sur les nerfs ciliaires antérieurs.

La douleur provoquée par une pression sur un point limité, situé en avant près de la cornée, s'explique aussi par la présence des nerfs irrités, emprisonnés dans l'exsudat, l'hémorrhagie, ou détruits en partie dans les plaques atrophiques.

Un de nos malades a offert un curieux phénomène : après l'atropine l'acuité a monté : il semblerait qu'il existât chez lui un état tétanique douloureux dans la contraction du muscle accommodateur (voir obs. II).

Le fait s'observe aussi chez certains hypermétropes, chez lesquels la paralysie du muscle de Bowmann rend une certaine netteté à la vision.

Est-ce que certaines productions pathologiques développées dans les muscles ne provoquent pas dans ceux-ci une contraction tétaniforme douloureuse? L'œil semblerait ne pas faire exception à la règle.

La choroïdite antérieure se distinguerait aussi des autres formes par l'intégrité presque absolue du corps vitré, ramolli souvent comme dans nos cas (III, IV, V, VI).

Il est un fait d'observation, c'est que les affections choroïdiennes du pôle postérieur réagissent bien plus vite et bien plus souvent sur la nutrition du corps vitré. Il semblerait, si l'on se rapporte aux notions anatomiques que ce phénomène est lié au plus ou moins de richesse de la circulation de la choroïde, et par suite au plus facile développement des processus pathologiques.

Cusco et Dubarry (1) ont montré que les lésions de la moitié postérieure de la choroïde déterminent plus fréquemment des lésions du corps vitré, tandis que les altérations de la moitié antérieure ou des procès ciliaires donnent lieu de préférence à la cataracte.

C'est qu'en effet la partie la plus importante de la choroïde est formée par les capillaires (2), au moins au point de vue physiologique et pathologique. Pour ce qui concerne son fonctionnement normal et les accidents morbides qui peuvent l'atteindre ces capillaires jouent un plus grand rôle que les artères et que les veines.

Où les trouvons-nous en plus grande abondance et où

(1) De l'influence des lésions choroïdiennes sur les opacités du cristallin, p. 14-23. Bulletin de thérapeutique et thèse de Paris, 1859.

(2) Bowmann.

leur destruction est-elle plus commune et plus étendue? au pôle postérieur.

S'il existe, comme nous sommes en droit de le supposer, une congestion choroïdienne, le gonflement de la membrane et du réseau capillaire doit exercer une pression sur le tissu éminemment impressionnable de la rétine, et amener rapidement un affaiblissement de cette membrane et par suite des altérations plus ou moins profondes de la vision. (1).

Nos malades (V. obs. II, III) accusaient les troubles décrits par les hypermétropes. C'est en effet avec ce genre de malades qu'ils présentent, sous le rapport des phénomènes subjectifs, le plus de ressemblance.

Chez notre malade (V. obs. II) la lumière du miroir lorsqu'elle tombait sur la lésion elle-même déterminait un sentiment de cuisson douloureuse. Dans son mémoire sur la choroïdite circonscrite, M. Sichel (2) a observé ce phénomène chez un de ses malades. Du reste dans cette observation M. Sichel croit pouvoir invoquer une certaine réflexion de la lumière, comme cause occasionnelle de la maladie.

Une malade présentait un myosis assez considérable. Mais ici le fait ne doit pas être mis à l'actif de la choroïdite qu'elle offrait. C'était, d'après l'avis de notre maître M. le professeur G. Sée, une ataxique; or, le myosis n'est pas rare dans cette affection.

La pupille a offert encore un phénomène digne d'être rappelé ; tantôt elle se laisse dilater facilement par l'atropine (V. obs. II, VI) ; tantôt au contraire cette dila-

(1) Bowmann. Annales d'oculistique, 1854.

(2) Loc. cit.

tation est pénible (obs. I, IV, V). Nous n'avons pas assez de cas pour tirer de ce fait un symptôme bien important.

Nous n'avons pas insisté sur le champ visuel pour plusieurs raisons : si dans certains cas cet examen est excellent pour les lésions qui siégent autour de la macula où un tracé exact peut être pris, dans les lésions périphériques avec une acuité mauvaise, on ne doit pas trop se fier à cet examen : il faut avoir en plus sous la main des malades très-intelligents comprenant la portée de cette recherche, sans quoi on est exposé dans une même séance à n'arriver qu'à des résultats contradictoires qui peuvent jeter dans l'esprit du médecin un doute sur la valeur de la méthode.

M. Sichel, dans son mémoire, s'exprime ainsi :

« Le premier symptôme dont se plaignent les malades, est une myodopsie assez gênante qui siége en un point quelconque du champ visuel. Tantôt excentrique, tantôt plus ou moins centrale, cette myodopsie accompagne tous les mouvements du globe, et, quoique pouvant affecter des formes très-diverses, reste toujours fixée dans le champ de la vision. Ce n'est donc pas, à proprement parler, une véritable mouche volante, mais une sorte de scotôme qui accompagne le regard des malades et les obsède. Pourtant, il faut remarquer qu'à cette période, ce n'est pas encore un scotôme véritable, parce que la forme du point opaque situé devant l'œil, varie fréquemment, suivant le moment de la journée, les occupations du sujet et l'intensité de l'éclairage. Il est plus marqué à un travail soutenu et à l'exposition à une vive lumière. Souvent après avoir persisté un certain temps dans cet état, la myodopsie semble disparaître, pour faire place à un brouillard plus ou moins intense, occupant une certaine partie du champ visuel, ou masquant tous les objets indistinctement. Bientôt il s'y joint deux autres symptômes fort gênants, qui alarment beaucoup les malades. Une véritable photophobie se manifeste toutes les fois qu'ils sont soumis à des variations d'éclairage. Quelque faible qu'en soit la différence d'intensité, dès que le sujet passe d'un lieu moins éclairé dans un lieu qui l'est davantage, il éprouve de l'éblouissement, voit des éclairs, etc. De plus, s'il regarde une lumière, il la voit accompagnée, dans une direction correspondante à celle où se trouvait la mouche volante, d'un certain nombre de rayons semblables à une queue de comète. Ces photopsies finissent par rester à l'état permanent, si bien qu'à un moment donné les malades en sont tourmentés même dans l'obscurité la plus profonde.

« A ce moment, ils se plaignent, en outre, d'une douleur prongitive ou constrictive dans l'œil malade, douleur parfois si intense qu'elle rend les mouvements oculaires extrêmement pénibles. Si, à cette époque, guidé par l'exploration objective, ou vient à faire par le toucher l'exploration oculaire, on constate, dans le point où l'ophthalmoscope a fait reconnaître une lésion, une très-vive douleur, qui peut aller jusqu'à amener le malade à retirer la tête pour se soustraire à ce contact pénible. Ce symptôme, en un mot, est en tout semblable à celui que de Graefe a indiqué comme signe pathognomonique de la cyclite.

« Petit à petit les différents symptômes s'accusent davantage, ou, au contraire, diminuent pour faire place à un véritable scotôme, fixe et immuable cette fois, qui, suivant le siége de la lésion, occupe un point excentrique ou central du champ visuel. Le dernier fait est surtout intéressant, parce qu'il est particulièrement incommode et donne souvent lieu à un autre symptôme, connu sous le nom de « métamorphopsie » (Fœrster), ou déformation apparente des objets, ce qui tient à ce que ceux ci se peignent sur des parties de la rétine situées dans des plans différents. En faisant l'examen de l'état de la réfraction, on est particulièrement frappé de ce fait qu'aucun verre n'apporte même une amélioration sensible, si ce n'est les verres convexes à court foyer, qui donnent lieu à un notable grossissement des objets, et n'améliorent la vision que fictivement.

« Il y a là, on le reconnaîtra, un ensemble typique de symptômes, dont quelques-uns même me semblent propres à caractériser la maladie. »

Si nos malades s'éloignent des cas cités par M. Sichel, il faut reconnaître que bien des points les rapprochent.

Le malade (obs. IV) avait une perte absolue de la faculté visuelle : il nous est difficile de donner une explication de ce cas. Nous en sommes réduits à admettre un changement moléculaire qu'il ne nous est pas donné d'apprécier, puisque les milieux sont sains, le nerf normal et la rétine intacte.

Faut-il invoquer et mettre en ligne de compte, l'exclusion probable de cet œil depuis de longues années dans l'acte de la vision binoculaire comme le fait se voit quelquefois chez de vieux strabiques ?

Bergmeister (1) dit que la choroïdite atrophique peut évaluer sans grand trouble pour la vision tant que les lésions révélées par l'ophthalmoscope sont situées entre la macula et la région équatoriale, et que lorsqu'elles se présentent dans cette région, la diminution de l'acuité est due à des corps flottants du corps vitré.

D'après nos observations qui ne nous ont donné que des résultats négatifs sur ces points, nous repoussons absolument cette manière de voir.

DIAGNOSTIC.

Le diagnostic de la maladie que nous décrivons ici doit reconnaître pour bases deux éléments principaux.

Nous placerons en première ligne la découverte de la lésion elle-même : puis nous étudierons les phénomènes subjectifs accusés par les malades qui font l'objet de notre travail, en cherchant à en donner une explication tirée des fonctions de la membrane envahie.

Nous ne saurions trop répéter ici les règles à suivre dans l'examen ophthalmoscopique.

1° Du côté du malade, il faut de toute nécessité obtenir une dilatation *ad maximum* de la pupille : sans cette première précaution, l'éclairage des parties choroïdiennes antérieures, c'est-à-dire de celles situées entre l'équateur de l'œil et l'ora serrata est impossible. L'observé doit diriger son regard dans tous les points extrêmes du champ visuel. On doit ici se reprendre à plusieurs reprises, car ces positions forcées sont souvent

(1) Archiv. für ophthalm., t. XX, p. 35.

très-pénibles. Elles provoquent rapidement une photophobie, avec production de larmes abondantes qui gênent l'observateur dans ses recherches en produisant à la surface de la cornée des réflexions irrégulières de la lumière.

L'observateur, de son côté, peut commencer l'examen avec avantage à l'aide du miroir simple en se plaçant dans des points diamétralement opposés, ainsi lorsque le malade regarde en haut, il devra se baisser au-dessous de lui, etc...

Déjà par cette première inspection, il jugera des divers changements de coloration que présentent ces parties antérieures, et, tout en tenant compte des variétés individuelles de pigmentation, il devra redoubler d'attention s'il tombe sur une partie présentant une décoloration pigmentaire exagérée, ou une rougeur sombre limitée, phénomène qu'il n'observera pas dans un autre point.

Dans ce cas il passera à l'examen comparatif des points symétriques dans l'autre œil.

Comme nous avons pu en juger dans nos observations II et VI, cette première investigation nous a guidé dans la recherche de la lésion anatomique.

Cela fait, on passe à l'examen à l'image renversée, le seul possible ici, toujours en suivant les mêmes règles.

Dans les premières recherches que nous avons faites sur ce sujet, nous nous sommes trouvé très-gêné par les réflexions irrégulières et nombreuses qui se passent sur la cornée ; les tiraillements et les déformations que subissent les images ophthalmoscopiques, déterminés par la position de la cornée et du cristallin de l'observé, produisent avec le verre convexe un astigmatisme très-irrégulier.

Impossible d'établir des règles à ce sujet : on arrive assez facilement à se débarrasser de ces réflexions par de petits mouvements imprimés à la lentille, et par le déplacement du miroir.

Tandis qu'à l'examen à l'image droite, on peut découvrir dans le pôle postérieur toutes les finesses d'une lésion, dans ces parties antérieures, on doit se contenter d'une affirmation médiocre sur la nature anatomique de l'altération.

En face de quelle lésion se trouve-t-on ? Est-ce un exsudat, une plaque d'atrophie, un îlot pigmentaire, une hémorrhagie plus ou moins résorbée ?

Voici comment s'exprime M. Cuignet (1). Pour mieux faire ressortir la différence de la plaque atrophique et exsudative, cet auteur choisit deux types bien caractérisés de ces deux genres d'affection.

L'un et l'autre offrent, dit-il, des signes ophthalmoscopiques positifs et négatifs.

Les caractères positifs de l'atrophie sont les suivants : au début l'atrophie se montre sous la forme d'une plaque rosâtre, arrondie, parsemée ou entourée de pigment ; plus tard le fond d'un rouge vif, devient blanchâtre, puis blanc.

Ce fond blanc est dû à la sclérotique vue par transparence à travers la choroïde en destruction.

Parfois, il est difficile de voir, quand la tache est

(1) Mémoire sur le diagnostic différentiel entre le choroïdite atrophique et exsudative. Annales d'oculistique, 1872.

blanche, si l'on a affaire à une plaque d'atrophie ou à une exsudation.

En général la plaque atrophique est ronde, à bords nettement découpés, les vaisseaux rétiniens qui la traversent, conservent leur forme et leur teinte normales.

Dans le traité des maladies du fond de l'œil de Jaeger, Wecker confesse combien il est difficile d'établir ce diagnostic.

Pour cet auteur le foyer par exsudation entouré d'un bord pigmentaire précis se délimite nettement et le plus souvent proémine dans l'œil : sa couleur est blanc jaunâtre, et peut même devenir bleu verdâtre.

La plaque atrophique, au contraire, par le fait de la dénudation complète de la sclérotique, affecte une couleur franchement blanche : l'atrophie n'ayant jamais de limites très-précises, les bords de la plaque sont plus ou moins déchiquetés, et marqués par du pigment irrégulièrement réparti.

A part cela, le stroma choroïdien qui persiste encore sur une partie de l'étendue de la plaque, laisse voir çà et là quelques uns de ses gros troncs vasculaires : « convenons pourtant, dit cet observateur, que tous ces signes, quand il s'agit de plaques d'une étendue très-restreinte, ne sont pas encore suffisants pour permettre d'établir, dans tous les cas de diagnostic différentiel. »

Une ancienne hémorrhagie choroïdienne résorbée, avec atrophie plus ou moins complète de la choroïde, est encore d'un diagnostic très-difficile. A une certaine époque elle se présente à l'état de plaque jaunâtre, pigmentée sur toute son étendue, et à contours noirs irréguliers : à ce moment, et si, surtout, il existe dans quelques autres endroits de la choroïde une hémorrhagie de date récente, on peut faire hardiment le diagnostic ; mais, lorsque les plaques sont anciennes ou presque blanches, nous croyons l'appréciation exacte très-difficile.

Ce n'est pas sans raison que nous avons rapporté ici l'observation IV.

Notre malade offrait des hémorrhagies choroïdiennes antérieures, dont une arrivée à la période regressive notable. Eh bien ! il eut été difficile, à la simple constatation de cette plaque déjà ancienne, de dire la nature première du processus.

Dans la rétine, ces hémorrhagies, lorsqu'elles siégent dans les couches les plus internes, affectent une forme radiée : le sang glisse entre les fibres nerveuses ; après résorption, d'après la disposition du résidu pigmentaire, on peut souvent dire s'il y a eu hémorrhagie.

Mais dans la choroïde nous disons, quant à nous, qu'un tel diagnostic nous paraît impossible, l'examen de l'image droite n'étant pas praticable dans de bonnes conditions.

Un point très-délicat à élucider est celui qui touche à l'hypérémie de la choroïde autour des foyers confirmés.

Chez certains malades, au début, il est quelquefois possible de distinguer dans la choroïde des plaques d'une couleur rougeâtre localisées de préférence vers l'équateur.

Nous avons eu l'occasion d'examiner cette particularité chez un malade couché dans le service de notre maître M. le professeur Germain Sée, à l'Hôtel-Dieu.

C'était un garçon bijoutier couché au n° 36, pris d'accidents épileptiformes et qui s'était plaint de sa vue pendant son séjour à l'hôpital, (janvier-février 77,) il accusait des mouches, des brouillards passagers.

Nous pûmes constater à droite, en même temps qu'une intégrité absolue des milieux, un petit foyer de choroïdite circonscrite situé en haut et en dehors qui présentait les caractères suivants : Tache ovalaire de quatre millimètres environ de diamètre (grossissement avec la lentille de 3 pouces), rose jaune présentant une auréole dépigmentée et régulière ; à son centre un amas de pigment; celui-ci qui manquait tout autour du foyer, semblait s'être rassemblé au centre de la plaque.

Puis dans la choroïde environnante, des parties rouges, sombres, où les vaisseaux choroïdiens ne se distinguaient plus.

Ces particularités dans l'image n'étaient point dues à la répartition du pigment qui était peu abondant chez ce malade ; on ne les retrouvait pas dans l'œil gauche ; c'étaient réellement des foyers congestifs.

Etaient-ils le point de départ d'exsudats prochains ?

Nous devions revoir le malade à sa sortie de l'Hôtel-Dieu, mais il nous a manqué de parole.

Il faut du reste être très réservé lorsqu'on parle d'hypérémie choroïdienne. Lorsqu'on en trouve, c'est principalement vers les parties équatoriales de l'œil. Tous les auteurs s'accordent à lui assigner cette place, mais aucun jusqu'ici n'en a donné une explication satisfaisante.

Cet état hypérémique de la choroïde n'est pas aussi facile à reconnaître à l'ophthalmoscope qu'on l'a souvent assuré, et, en réalité, il est souvent impossible de le faire.

D'un côté la couche épithéliale peut être assez dense pour cacher complètement les vaisseaux de la choroïde

D'autre part, les diversités que l'on rencontre dans la quantité et dans la distribution du pigment dans le stroma de la choroïde sont si variées qu'il est souvent impossible de décider si, oui ou non, il y a hypérémie.

Cette question est souvent très-difficile quand les deux yeux ont le même aspect, car alors nous perdons cette ressource de comparer l'œil malade avec l'œil sain.

C'est pourquoi nous avons rapporté le cas de ce malade qui était des plus nets.

« Il existe, dit S. Wells, (1) un autre embarras, c'est que les symptômes externes, tels que l'injection ciliaire, la distribution et la tortuosité des veines ciliaires, qui ont été souvent désignés comme distinctifs de l'hypérémie de la choroïde, sont presque toujours impossibles à relever.

Nous partageons absolument l'avis de l'observateur anglais touchant cette dernière difficulté. Pas un seul de nos malades ne présentait de vascularisation externe.

C'est aussi l'opinion de Wecker.

L'injection des vaisseaux sous-conjonctifs, l'augmentation du volume des troncs visibles des vaisseaux ciliaires antérieurs, ne permettent de rien conclure sur l'hypérémie de la choroïde.

Car les cas sont fréquents, dit cet auteur, où les altérations les plus notables se manifestent dans cette membrane, sans que l'aspect extérieur de l'œil présente la moindre modification, et réciproquement.

Par contre, tous les processus qui se produisent dans le parenchyme de la choroïde réagissent d'une certaine façon sur l'épithélium pigmentaire, soit en décolorant

(1) Traité des maladies des yeux.

plus ou moins cette couche, soit en provoquant une disparition plus ou moins complète.

Chez plusieurs malades nous avons constaté à l'ophthalmoscope un aspect grenu particulier qu'il serait difficile de définir en termes précis. Il semblerait que sous l'influence de la lésion, la couche pigmentaire ait subi une modification dans sa totalité, qui se rapprocherait assez de l'état anatomique connue sous le nom de macération du pigment.

Cet état curieux est on le sait, plus facile à reconnaître, qu'à décrire.

Peut-être l'état congestif général qu'on est en droit de supposer dans la choroïde malade exerce-t-il une influence nutritive directe sur cette couche pigmentaire ?

Chez certains de nos malades, des obs. I. II. VI., cet aspect de l'image a été des plus nets.

Cette hypothèse semble justifiée par certains faits anatomo-pathologiques.

La sclérose et l'oblitération des vaisseaux capillaires que l'albuminurie provoque dans certaines parties circonscrites de la chorio-capillaire ont pour premier effet, avant toute autre manifestation, d'amener une décoloration de cet épithélium pigmentaire, décoloration qui, en dehors de toute inflammation, peut très bien faire penser que la parfaite circulation de la choroïde est indispensable à la vitalité de cette couche.

Si l'état persiste la disparition absolue ne tarde pas à arriver,

Chez une malade fortement chloro-anémique que nous avons vue dans le service de M. le professeur Sée, à la Charité, on n'observait plus cet épithélium pigmentaire dans certains endroits, malgré la parfaite intégrité de la rétine à ces places, et il fut possible de le retrouver au moins en partie lorsqu'après un traitement reconstituant, la malade fut soumise à un nouvel examen ophthalmoscopique.

Pagenstecher, (1) à propos de la choroïdite disséminée, dit que les altérations commençant par la chorio-capillaire donnent lieu secondairement à une disparition de cet épithélium.

ETIOLOGIE.

La malade semble évoluer sans phénomènes inflammatoires, et si nous en cherchions l'explication, nous pourrions la trouver dans ces paroles d'un grand observateur : (Mackensie. Tome II. p. 60.

« C'est à la grande vascularité et à la grande irritabilité nerveuse de l'iris que nous devons attribuer sa propension marquée à s'enflammer, tandis que la choroïde qui est extrêmement vasculaire mais à peine sensible ne s'enflamme que rarement. »

L'étiologie semble difficile à établir. La diathèse syphilitique qui est quelquefois une cause de choroïdite, et dont on abuse trop souvent, ne s'est jamais recontrée chez nos malades.

Le mauvais état de santé, l'irrégularité des règles, la tendance aux congestions céphaliques sont probablement des causes déterminantes.

Mais il est un point sur lequel nous voulons appeler

(1) Archiv. für opht.

l'attention, et qui nous paraît avoir été, jusqu'à ce jour, trop négligé par les anatomo-pathologistes.

Nous voulons parler des altérations primitives des vaisseaux de la choroïde, avec ou sans hémorrhagies consécutives, et des ruptures possibles provoquées dans cette membrane, dans cette partie antérieure soumise à d'incessants tiraillements.

Dans les staphylômes postérieurs, les tiraillements que subissent les vaisseaux par distension de la membrane se manifestent dans un grand nombre de cas par des apoplexies choroïdiennes, en plaques arrondies qui longent les bords du staphylôme, ou qui apparaissent isolément près de la macula. (Wecker (1)).

Ce n'est pas sans motifs que nous avons cité ici l'observation IV qui, à vrai dire ne se rapporte pas à la choroïdite proprement dite. Mais si nous avions pratiqué l'examen à une époque très éloignée de l'accident primitif, il nous eût été impossible de dire à quelle lésion nous avions affaire.

Les altérations primitives des vaisseaux dans la choroïde ne sont pas rares, comme nous avons essayé de le montrer dans notre anatomie pathologique.

Nous avons insisté avec intention dans la première partie de notre travail sur l'irrégularité et l'insuffisance de nutrition de cette zone antérieure.

Mackensie, dans son traité, à propos des productions verruqueuses de la choroïde et de la dégénérescence colloïde de la membrane élastique qui ne s'observe presque jamais que dans les parties antérieures, dit que leur

(1) Loc. cit.

siége de prédilection est une preuve que la nutrition y est beaucoup moins active.

Lésions vasculaires connues, insuffisance de nutrition, tendance peu marquée à la propagation et à l'inflammation, mouvements spontanés et provoqués de la région, sollicitant des déchirures vasculaires, tous ces faits nous paraissent suffisants pour expliquer cette forme de choroïdite spéciale, et ces cas de ruptures spontanées, comme nous en avons observé un exemple rapporté page 43 à la clinique du docteur Abadie, que nous remercions ici de l'obligeance qu'il a mise à nous prêter son concours pour le cas dont il s'agit. (Voir l'observation à l'anatomie pathologique).

ANATOMIE PATHOLOGIQUE.

Faire à propos du travail que nous présentons l'anatomie pathologique de la choroïdite dans toutes ses formes, serait un travail beaucoup trop long et dans lequel nous n'aurions aucune idée nouvelle à apporter, puisque nous ne présentons pas d'autopsie qui nous soit personnelle.

Les formes sous lesquelles se traduit l'inflammation du tractus choroïdien sont multiples, mais au point de vue clinique on peut les grouper en deux catégories bien tranchées.

La première, sur laquelle nous ne faisons que passer, se caractérise par un ensemble de phénomènes inflammatoires violents (glaucôme aigu, choroïdite suppurative).

Dans le second groupe, nous trouvons au contraire

des maladies à forme lente plus ou moins diathésiques et ayant pour but final l'atrophie plus ou moins généralisée de la membrane, ou le dépôt dans son épaisseur de produits de nouvelle formation.

Telles sont les formes disséminée, circonscrite, hémorrhagique, aréolaire, albuminurique, etc...

Nous ferons rentrer dans cette dernière catégorie la forme de choroïdite que nous décrivons.

Tous les auteurs qui ont traité de la choroïdite ont signalé de nombreuses altérations pathologiques pouvant amener la dégénérescence choroïdienne. Toutefois, dans la plupart des descriptions microscopiques, les observateurs paraissent n'attacher que peu d'importance aux lésions primitives partant des vaisseaux eux-mêmes.

Nous rappellerons cependant que dans un tissu aussi riche en vaisseaux les altérations propres aux tuniques vasculaires ne sont pas chose rare.

Schweiger (1) a décrit la sclérose de la membrane chorio-capillaire avec décoloration de l'épithélium pigmentaire.

Veld (2) reconnut la stéatose de la tunique vasculaire.

L'embolie des petites branches de l'artère ciliaire dans une forme de choroïdite, a été décrite par Muller (3) sous le nom d'embolie périphérique.

Pagenstecher (4), de son côté, a montré la dégéné-

(1) Leçons d'ophthalmoscopie

(2) In thèse de Remy, 1875.

(3) Archiv. für ophth.

(4) Ibid. Loc. cit.

rescence du plasma sanguin dans la chorio-capillaire, par petites zones distinctes.

Nous ne craignons pas de faire remarquer que si la constatation de ces altérations primitives des vaisseaux n'est pas plus souvent notée, c'est qu'il est très-rare que le processus pathologique s'arrête à ce point. Il se produit par la suite d'autres altérations plus profondes, des hémorrhagies, des exsudats plastiques par inflammation de voisinage. Aussi la choroïde finit-elle dans ces régions atteintes, par arriver au dernier terme de la plupart des choroïdites, c'est-à-dire à l'atrophie. A ce moment la constatation du fait initial n'est plus possible.

Nous sommes convaincu, pour notre part, que ces faits sont assez communs. L'examen pratiqué à temps pourrait donner l'explication de bien des cas délicats où le diagnostic reste hésitant. L'observation suivante, que nous avons recueillie à la clinique de notre ami le docteur Abadie, en est un exemple remarquable à notre avis.

Il s'agit d'un jeune abbé, âgé de 25 ans, d'une complexion assez chétive, qui présente, au plus haut degré, des traces évidentes et nombreuses de scrofule (cicatrices à la face, au cou, aux mains, déformations des doigts). Depuis l'âge de 10 ans, dit-il, il n'a plus eu de manifestation de la diathèse.

Il y a deux ans, au mois d'août 1875, pendant les vacances du séminaire, il fait une grande promenade dans la campagne, par une chaleur assez forte : il rentre sans éprouver aucun malaise, et le soir, brusquement, son œil gauche se couvre d'un épais brouillard ; « il m'eût été impossible, dit-il, de me conduire avec cet œil. »

Celui-ci ne présentait, à l'extérieur, aucun changement; il n'a jamais été douloureux, spontanément. Il crut à un « coup de vent» ne fit rien, pensant que cela se dissiperait : mais, voyant que rien ne changeait dans sa position, il vient consulter le Dr Abadie au mois de novembre 1876, longtemps après l'accident.

Cet ophthalmologiste trouve une quantité de corps flottants dans le corps vitré, et une acuité bonne en comparaison de l'état de cette humeur. Il institue un traitement basé sur des sudations et des déplétions sanguines à la tempe. L'acuité monte ; le malade part. Son état reste stationnaire pendant une année et demi, lorsque le 15 janvier 1877, nouvel accident, sans cause appéciable.

Les choses se passent comme la première fois, seulement dans l'œil droit il observe quelques mouches volantes.

Il revient aussi à Paris ; on le soumet à de nouvelles déplétions sanguines et aux transpirations.

Nous le vîmes, pour la première fois, le lundi 19 février 1877.

Les yeux sont absolument normaux ã l'extérieur. Il existe un peu de rougeur conjonctivale, mais pas de vascularisation profonde, ni à droite, ni à gauche.

A l'aide du miroir, on constate de gros corps flottants, principalement dans les parties antérieures du corps vitré qui, à gauche, est trouble dans sa totalité.

Le fond de l'œil est normal, mais diffus, par suite de l'état du corps vitré. A droite, quelques corps flottants également : on remarque, en même temps, que les deux yeux sont emmétropes.

Rien dans le pôle postérieur ne pouvait expliquer ces phénomènes, il fallait donc chercher en avant.

Après un long examen, il nous fut permis de découvrir, à gauche, les lésions suivantes :

Déjà, rien qu'à l'aide du miroir, en forçant le malade à regarder dans les quatre directions principales, nous remarquions la décoloration particulière de toute cette zone périphérique.

L'ensemble offre aussi un grenu particulier.

Pratiquant ensuite l'examen à l'image renversée avec une lentille de 3 pouces, nous découvrons, lorsque l'œil est porté en abduction forcée et un peu en haut, une première lésion présentant les caractères suivants :

C'est une ligne arquée, à concavité tournée du côté du nerf optique, d'une étendue d'un diamètre papillaire, sur une largeur de 1 millimètre environ. Près de son bord concave, une hémorrhagie récente, et en avant de la lésion un vaisseau rétinien non dévié.

Les bords de cet arc sont légèrement pigmentés : la teinte générale de cette ligne est d'un blanc jaune.

Plus en avant, toute une zone blanche nacrée, réfléchissant fortement la lumière.

Il existait donc une lésion de la choroïde, elle était trouvée. Et maintenant à quel genre d'affection pouvait-on rapporter le cas du malade ?

Nous n'hésitons pas à dire qu'il offrait un bel exemple de rupture spontanée de la choroïde, avec atrophie de la membrane située en avant de la lésion, par suite de l'interruption brusque de la circulation.

Si nous avons parlé ici de ce malade c'est qu'il se rapproche par certains points de notre sujet :

Lésion choroïdienne antérieure limitée, probablement amenée par des altérations vasculaires préexistantes, avec rupture provoquée par les mouvements de déplacement de cette zone.

PRONOSTIC. — TRAITEMENT.

Tandis que dans certaines formes de choroïdites, principalement celles qui se rattachent à la syphilis, le pronostic est favorable, dans la choroïdite antérieure, il doit être très-réservé. Il faudrait suivre les malades pendant très-longtemps, et cela n'est pas toujours possible dans les services hospitaliers publics ou privés, pour bien connaître l'influence ultime de l'affection sur l'acuité visuelle.

La quantité des moyens et des médications indiqués contre les choroïdites prouvent assez l'embarras du médecin vis-à-vis de cette affection. Contre l'état congestif de la membrane on prescrira, avec avantage, les déplétions sanguines à la tempe ou à l'apophyse mastoïde, suivies d'un repos d'un jour dans une chambre noire. C'est dans certains cas un excellent moyen.

La digitale en augmentant la tension dans les vaisseaux et en régularisant la circulation sera ordonnée aussi avec quelque succès. Les vésicatoires autour du front et des tempes, les sudations, l'iodure de potassium à l'intérieur conplétèrent cette médication. Lorsqu'on soupçonnera la cause hémorrhagique, l'eau de Rabel est indiquée.

L'atropine, en mettant l'œil dans un repos absolu sera employée, mais à ce simple titre.

Les règles, les flux sanguins seront surveillés avec soin. Chez les sujets débilités les toniques, en relevant la nutrition pourront être d'un utile secours.

Si le médecin est obligé de pratiquer sur de tels yeux une opération nécessaire, comme chez notre malade de l'observation VII, il devra faire ses réserves, et prévenir que des accidents peuvent se présenter. Il est certain que des traumatismes chirurgicaux exercés sur l'iris, par exemple, peuvent amener dans la choroïde déjà envahie par un processus chonique, une poussée aiguë dont les effets seront désastreux pour le fonctionnement de l'organe.

Certaines formes de cataractes, à marche insidieuse, suivies d'insuccès complet malgré une opération bien faite, ne seraient-elles pas consécutives à cette choroïdite antérieure? Notre excellent maître M. le professeur Trélat partagerait cette manière de voir.

Si cette idée était confirmée par des recherches ultérieures, on voit de quelle nécessité serait un examen ophthalmoscopique approfondi chez des malades atteints d'opacité commençante, lorsque l'éclairage du fond de l'œil est encore possible.

Observation I.

Double choroïdite aréolaire antérieure.

Mme G..., se présente pour la première fois le 16 ou 18 février 1876 à la clinique du Dr Sichel.

C'est une femme robuste, d'un tempérament sanguin, à teint brun, fortement coloré, et à cheveux très-noirs. Elle n'a jamais été sérieusement malade : elle souffre un peu de l'estomac. Bien réglée : mais comme elle approche de la ménopause (45 ans à peu près, n'ayant pas l'âge exact dans mes notes), l'apparition des règles est, depuis plusieurs mois, accompagnée de douleurs pénibles dans les reins.

Il y a déjà deux ans qu'elle se plaint de sa vue. Elle a reçu des soins dans une clinique de la ville, où on lui a ordonné des lunettes bleues et une potion au brômure de potassium.

Comme son état ne fait qu'augmenter, elle s'en inquiète beaucoup.

Voici comment la maladie a débuté :

Le soir, lorsqu'elle avait travaillé, elle éprouvait une pesanteur douloureuse dans les paupières et dans la partie supérieure des globes oculaires. Lorsqu'elle se frottait les yeux, croyant s'éclaircir la vue qui devenait trouble à ce moment, elle sentait très-bien qu'ils étaient sensibles à l'intérieur. Si elle voulait alors continuer son ouvrage ou sa lecture, toutes les lettres se brouillaient, les lignes lui paraissaient cassées, irrégulières : elle voyait des feux, des lueurs. Puis arrivaient des douleurs de tête qui lui rendaient le travail appliqué impossible.

Comme elle n'était pas absolument obligée de travailler, elle mit de côté les livres et l'aiguille.

Mais bientôt ces phénomènes, qu'elle n'observait que pendant ou après le travail, parurent à tout instant de la journée, sans cause appréciable. C'est à ce moment qu'elle vint consulter le premier médecin.

Jamais, dit-elle, mes yeux n'ont été rouges, mais le matin, quand j'avais veillé un peu à la lumière, les paupières paraissaient lourdes comme si elles étaient en plomb ; alors seulement mes yeux pleuraient facilement et devenaient rouges.

A l'extérieur, on ne voit rien. Les globes sont sensibles à la pression, surtout en haut et en dehors, à droite ; en haut et en dedans, à gauche, dans deux points symétriques où la douleur est très-vive.

$$\text{S sans atropine donne} \begin{cases} \text{O. D.} = \dfrac{16}{40} \\ \text{O. G.} = \dfrac{16}{70} \text{ difficilement} \end{cases}$$

Pas d'amélioration par les verres.

Après dilatation des pupilles, on pratique l'examen ophthalmoscopique.

A droite, milieux absolument normaux. L'image du fond de l'œil fortement pigmenté, présente un aspect grenu, velouté, remarquable. La papille normale, ainsi que ses vaisseaux centraux, sont :

Deux petites stries très-périphériques dans le cristallin en bas et en dehors.

La périphérie du fond de l'œil est fortement et régulièrement pigmentée, excepté lorsque la malade regarde en haut et en dehors.

Il existe ici toute une partie ou le pigment pâlit, et si on se baisse pour explorer la partie antérieure de la choroïde, on arrive avec beaucoup de peine sur un îlot blanc, à contours irréguliers et charbonneux, situé dans la choroïde, comme le prouvent deux ramuscules rétiniens, passant l'un juste au milieu de la tache, l'autre plus en arrière. Tout autour de la lésion, au moins en arrière, où l'examen est plus facile dans la zone dépigmentée, aspect rouge brun de la choroïde.

M. Sichel fait inscrire sur le journal de la clinique le diagnostic ci-dessus.

A gauche, même aspect du fond de l'œil, pas de stries dans le cristallin, et exactement la même lésion, en haut et en dedans.

Chez cette malade, la découverte de la lésion fut très-longue, et pour montrer combien fut grande la difficulté, nous dirons que notre maître, M. Sichel, priée de vouloir bien contrôler notre dire, ne voulut pas y ajouter foi après un premier examen.

Nous répétâmes devant lui notre exploration, et en imitant notre modus faciendi il put voir la vérité de notre première assertion.

Qu'on ne veuille pas considérer ce détail comme le souvenir de la sotte vanité d'un élève : nous désirons montrer seulement par cet exemple, combien cette recherche est difficile, puisqu'un observateur et un praticien aussi distingué que celui que nous venons de nommer, même prévenu, a pu passer une première fois à côté de la lésion.

Après un assez long repos dans la chambre noire, nécessité par la fatigue de la malade, nouvel examen de l'acuité :

$$S = \begin{cases} \text{O. D.} \ \frac{16}{40} \\ \text{O. G.} \ \frac{16}{100} \end{cases}$$

Pas d'amélioration par les verres ; pourtant les yeux offrent une légère hypermétropie $\frac{1}{36}$ environ, mesurée à l'ophthalmoscope.

Nous avons revu plusieurs fois la malade ; rien n'est changé dans son état.

Observation II.

Choroïdite antérieure gauche.

Eug. L..., 26 ans, garçon grainetier, se présente pour la première fois le 24 mars 1876 à la clinique du docteur Sichel.

Il offre toutes les apparences d'une robuste santé : pas de syphilis, une blennorrhagie à 22 ans.

Il raconte que depuis deux ou trois mois, il lui arrive souvent de ne pouvoir bien déchiffrer les adresses de ses factures, et que lorsqu'il veut se forcer à lire pendant un certain temps, les yeux s'emplissent de larmes, lui battent, lui cuisent et que force lui est de cesser la lecture ; il éprouve une tension désagréable dans les yeux, surtout à gauche.

Il a observé quelquefois des mouches volantes, de formes variées, des éblouissements. Dans ces moments il lui passe devant les yeux une vive lueur blanche, le phénomène est quelquefois si fort qu'il lui donne des nausées ; c'est comme une violente migraine qui ne dure que quelques instants. L'œil à ces moments est douloureux, il est rouge quand cet accès est passé.

Le malade est très-constipé : il mène une vie très-régulière.

$$S \text{ sans atropine} = \begin{cases} \text{O. D.} & \frac{16}{40} \\ \text{O. G.} & \frac{16}{70} \end{cases}$$

pas d'amélioration par les verres ; on instille de l'atropine.

Papilles normales, vaisseaux réguliers dans leur distribution. Pigmentation riche du fond des yeux : aspect grenu du pôle postérieur ; macula saine des deux côtés.

Lorsqu'on examine la périphérie, à gauche, on est frappé de l'aspect dépigmenté de l'image : on croirait examiner un œil d'albinos ; au lieu deretrouver cet aspect mamoreen du pigment, on observe une couleur rouge vif laissant soupçonner par endroits la sclérotique. A droite, rien de semblable.

A gauche, lorsque le malade regarde en haut et en dedans, et qu'on se place au-dessous de lui, on tombe sur une zône franchement congestionnée : on aperçoit de gros vaisseaux choroïdiens gorgés, et à la limite du champ ophthalmoscopique, un gros amas pigmentaire, dont il est difficile de préciser la forme, amas pigmentaire situé en avant de deux foyers petits de choroïdite.

Ces derniers qui peuvent être examinés plus à l'aise se présentent comme deux taches jaune paille, à bords réguliers, et non pigmentés séparés l'un de l'autre par une bande de tissu choroïdien rouge vif.

Lorsque la lumière ophthalmoscopique tombe sur cette lésion elle détermine une photophobie douloureuse. Les yeux s'emplissent de larmes, on est obligé de suspendre l'examen.

Après un repos dans la chambre noire, nouvel examen de l'acuité qui donne cette fois pour :

$$\text{O. G. } \frac{16 \text{ difficilement.}}{30} \qquad \text{O. D. } \frac{16}{20}$$

Pas d'amélioration par les verres. Notons ici que l'œil était devenu très-sensible à la palpation après cet examen.

Observation III.

Choroïdite circonscrite à la périphérie.

Anne D..., âgée de 16 ans 1/2, née à Bruxelles de parents français, se présente le 26 mars 1875 à la chinique du Dr Sichel pour une légère érosion de la commissure externe gauche. Cette petite lésion qui s'accompagne d'une assez forte blépharite angulaire, la gêne beaucoup pour ses travaux d'aiguille.

Elle lui occasionne, dit-elle, un larmoiement très-pénible lorsqu'elle reste appliquée un certain temps sur des ouvrages fins.

Elle n'a jamais été malade ; formée à 14 ans, les règles se sont bien établies ; mais si les époques sont régulières au point de vue de l'apparition, elles n'offrent pas le même caractère au point de vue de la durée ni de la qualité et de la quantité du sang perdu.

Il lui arrive souvent de perdre un sang rouge, et lorsque le fait se présente elle est obligée de garder le lit, tant sa faiblesse est grande pendant les trois ou quatre jours que durent ses époques.

D'autres fois, elle perd peu, mais alors elle reste réglée souvent pendant dix jours. Le sang est alors plus pâle, plus fétide. Ordinairement la malade n'a pas de fleurs blanches, mais lorsque ses règles durent longtemps, elles sont suivies pendant quelques jours d'un écoulement blanc peu abondant qui ne persiste jamais plus de trois ou quatre jours.

Les muqueuses sont légèrement pâles, mais on ne peut trouver ni dans les vaisseaux du cou ni au cœur aucun bruit de souffle anémique.

Lorsqu'elle travaille depuis une heure, le soir principalement, elle ressent une tension douloureuse dans les yeux ; il lui semble qu'ils sautent spontanément dans l'orbite. L'œil gauche principalement est douloureux dans ces moments, lorsqu'elle veut forcer son travail les yeux pleurent, et elle est obligée malgré elle de cesser pendant un temps plus ou moins long.

Elle présente, comme on peut le voir, une grande partie des phénomènes qu'accusent les hypermétropes, ou les individus atteints d'une crampe douloureuse de l'accommodation.

L'examen ophthalmoscopique sans atropine révèle au contraire une légère myopie.

L'examen de l'acuité, donne :

$$S. = O. G. = \frac{16}{200}$$

$$S. = O. \quad D. \frac{16}{30}$$

La myopie ne pouvant, on va le voir, rendre compte de cette diminution considérable de l'acuité à distance à gauche, on instille quelques gouttes d'un collyre à l'atropine, et on refait un nouvel examen de la vision à distance.

$$S. = O. D. \text{ avec } - \frac{1}{42} = 1$$

$$= O. G. \text{ avec } - \frac{1}{36} = \frac{16}{70} \text{ difficillement.}$$

Nouvel examen au miroir. Les milieux sont absolument normaux des deux côtés, le fond des yeux offre une teinte orangé clair ; les papilles se fondent dans cette teinte générale, des deux côtés un petit cercle staphylomateux, légèrement plus accusé à gauche, mais qu'on ne peut limiter nettement en raison de l'aspect général de l'image.

Si on porte l'attention sur les parties périphériques, on voit la coloration orange pâlir encore davantage. Mais si on fait regarder fortement l'œil gauche en bas et en dehors, on observe une zône choroïdienne franchement congestionnée. Tandis que dans les autres points la circulation choroïdienne était normale, ici on tombe sur de grosses arborisations vasculaires. Au centre de ce foyer congestif, se montre une plaque de choroïdite de nature atrophique dont le grand diamètre, dirigé d'avant en arrière, présente dans tout son étendue un pointillé fin de pigmentation. Sur les bords de cette plaque on ne retrouve pas la bordure pigmentaire habituelle.

Tout autour d'elle comme centre, on voit de nombreux petits points jaune paille, situés dans la choroïde (position reconnue facilement par le trajet des vaisseaux rétiniens.

A droite de la plaque atrophique un gros amas de pigmentum noir.

Le globe est mou, la tension est normale à droite. Douleurs vives provoquées par la pression sur le point malade.

Le champ visuel pris à 40 centimètres, la pupille dilatée *ad maximum*, donne pour l'œil gauche un scotôme situé en dedans et en haut, d'une hauteur de 40 centimètres sur 25 centimètres de largeur. Dans tout le reste du champ, la boule qui sert à l'exploration est vue, mais très-indistinctement.

A droite, champ visuel normal.

M. Sichel fait inscrire sur le journal de la clinique : *Choroïdite antérieure de O. G.* (2e *période*).

On institue comme traitement : une série de vésicatoires autour du front et une potion à l'iodure de potassium.

Nous avons revu la malade plusieurs fois, un mieux sensible paraissait s'être produit dans son état. Malheureusement nous n'avons retrouvé dans nos notes aucun renseignement précis sur les nouvelles déterminations de l'acuité.

Observation IV.

Perte subite de la vision du côté gauche. — Hémorrhagies choroïdiennes antérieures.

M. F..., 34 ans, demeurant à Paris se présente le 5 mars 1875 à la Clinique.

C'est un homme trapu, robuste, qui n'a jamais été malade sérieusement. Il se plaint pourtant de l'estomac, les digestions sont difficiles, et depuis près d'un an, il prend régulièrement une poudre composée que lui a ordonnée un médecin de son quartier.

Le 10 février, à la promenade, il ressentit une douleur vive dans l'œil gauche ; la vue fut troublée légèrement, dit-il, pendant les deux ou trois jours qui suivirent. L'œil ne présentait rien d'anormal ; il n'était nullement rouge, mais lorsque le malade appuyait dessus, il était douloureux dans sa totalité.

Au bout d'une huitaine la vue était redevenue nette ; il lisait facilement avec cet œil les fins caractères d'un journal.

Le 23. En se réveillant, nouvel obscurcissement de la vue. Il n'y fait pas plus attention que la première fois, mais comme rien ne changeait, il se décide à venir consulter.

On ne note rien à l'extérieur des yeux. La pupille gauche seule est plus contractée, mais régulière ; le globe est mou, très-notablement.

On instille de l'atropine avec un premier examen à l'aide du miroir qui ne donne que des renseignements négatifs.

La pupille se dilate largement, mais on est obligé d'instiller plusieurs gouttes et d'attendre un certain temps pour obtenir la dilatation maxima.

La papille est normale, ses vaisseaux normaux comme calibre et comme direction sont vus nettement partout. Le fond de l'œil est fortement pigmenté. Le corps vitré est absolument sain ; le miroir plan n'y décèle aucun corps flottant.

Si le malade regardant en bas et en dehors on pratique l'exploration de cette partie inférieure en se tenant au-dessus du malade, on tombe sur trois gros foyers hémorrhagiques, dont un situé en avant est déjà en voie de régression. Plusieurs vaisseaux rétiniens passant, sans être masqués au devant des lésions, prouvent suffisamment qu'elles sont situées dans la choroïde.

Déjà autour du foyer hémorrhagique placé sur le plan antérieur, la choroïde pâlit; mais étant donnée la situation de la lésion, la position forcée de l'observé et de la lentille, l'image ophthalmoscopique semble tiraillée dans tous les sens : elle change de forme suivant la position que l'on donne au verre convexe, 3 pouces qui sert à l'examen.

La lésion était trouvée, c'était le point le plus important.

Rien au cœur, rien dans les urines.

On ordonne : Eau de Rabel, lunettes bleues, ventouses sèches dans le dos.

Le malade revient pour la seconde fois le 12 mars.

$$\text{S à distance O G} = \frac{16}{100}$$

Œil droit normal.

Le champ visuel est très-difficile à prendre en raison de la fixation centrale qui n'est plus possible.

Dans quelques points du champ visuel il existe une certaine perception, mais plusieurs examens successifs font voir qu'il n'y a rien de régulier dans les réponses du malade.

L'image ophthalmoscopique est la même.

Le 30 du même mois nouvel examen.

Les deux foyers postérieurs pâlissent ; le foyer antérieur offre le même aspect. Le malade qui n'avait jamais souffert accuse quelques douleurs spontanées dans le globe oculaire. Il voit des lueurs lorsqu'il baisse la tête pendant un certain temps.

Les sensations lumineuses sont beaucoup plus prononcées.

Pas d'hémorrhoïdes; mais le malade est un alcoolique; pas d'athérome des artères; nouvel examen du cœur, rien.

Le corps vitré est toujours sain, la moindre pression réveille les phosphènes qui sont mal accusés par le malade.

Le 8 mai, nous voyons de nouveau le malade pour la dernière fois. Il ne ressent plus de douleur, mais la vue est toujours nulle.

Le foyer antérieur est presque blanc, mais il n'offre pas l'éclat particalier dû au reflet sclérotical.

Sur les deux autres foyers, on commence à voir quelqnes points pâlir.

Les milieux sont toujours transparents.

Observation V.

Choroïdite antérieure.

Femme couchée au nº 7, salle Sainte-Anne, 54 ans. Il y a huit ans elle a été prise d'une paraplégie. La marche était incomplète, mais possible. Elle entre à l'Hôtel-Dieu. A cette époque le côté droit seul aurait été paralysé. Il y a trois semaines arrive une paralysie du membre supérieur droit avec paralysie de la vessie. Aujourd'hui on constate une extrême faiblesse des membres inférieurs. Lorsqu'on les fait soulever, la malade étant couchée, cette élévation, quoique pénible, est possible.

Il existe donc une paralysie incomplète. Anesthésie complète des membres inférieurs, jusqu'à deux travers de doigt au-dessus des rotules,

Au membre supérieur droit, cette anesthésie siége seulement à l'avant-bras ; pertes d'urine involontaires. Parésie du rectum.

Du côté des yeux pas de strabisme, jamais de diplopie, mais trouble profond de la vue du côté gauche, avec un myosis considérable.

Est-ce une hystérie ? mais les paraplégies hystériques ne sont pas de longue durée. Est-ce une myélite ? Est-ce une ataxie ? Pour notre maître M. le professeur Sée, dans les ataxies, il y a des périodes d'amélioration. Cette malade n'a jamais eu de douleurs fulgurantes. Aussi le professeur donna-t-il à cette maladie le nom d'ataxie fruste. Cette femme n'a jamais eu d'enfants, elle a été réglée d'une manière parfaite jusqu'à l'âge de 47 ans. La ménopause s'est faite sans difficulté.

Examen opthalmosc opique: De nombreuses instillations d'atropine sont nécessaires. Les pupilles se dilatent régulièrement, mais très-péniblement par le mydriatique. Aspect général du fond de l'œil des deux côtés fortement pigmenté.

A droite, pigmentation péripapillaire normale, la papille est légèrement rouge; artères normales, veines gorgées, mais sans flexuosités. Macula saine, œil emmétrope.

A gauche, papille très-rouge, artères manifestement plus fines, même état des veines, pas de pigmentation péripapillaire; forte congestion dans la macula qui offre une teinte rouge brun. Rien dans le corps vitré.

Lorsque la malade regarde fortement en dedans, on voit deux îlots de choroïdite atrophique, exactement limités par une bordure pigmentaire ; ici toute la choroïde a disparu, c'est bien l'aspect chatoyant bleuâtre de la scléıotique.

Le globe est plus mou que celui du côté droit. Jamais la malade n'a souffert de cet œil, il n'a jamais été enflammé. La malade ne s'est jamais plainte d'aucun phénomène lumineux (mouches étincelles). Elle ne sait pas lire. Elle croit pouvoir affirmer pourtant, que cet affaiblissement de la vue a coïncidé avec de violentes douleurs occupant toute la face du même côté. Les couleurs sont toutes reconnues à la périphérie. Impossible de limiter avec précision le scotome correspondant à la lésion et qui paraît pourtant exister.

Observation VI.

Plaque de choroïdite située en bas et en dehors sur l'œil droit.

X..., cuisinière, âgée de 22 ans, occupe le lit n° 24 dans la salle Sainte-Anne (service de M. le professeur G. Sée).

Elle est entrée à l'hôpital pour une chloro-anémie des plus prononcées : elle n'a jamais fait de maladie sérieuse, mais elle a toujours été très-faible. Réglée à 15 ans, cette fonction s'est établie avec de grandes difficultés. Le sang n'a jamais été très-abondant, et depuis sa formation, il lui est arrivé souvent d'avoir des retards de deux et trois mois.

Lorsque ce phénomène se présentait, elle éprouvait de violente douleurs dans les reins, des vomissements glaireux et des migraine qui la contraignaient à garder le lit.

Il y a dix-huit mois, pendant une période de suppression des règles, il lui saute quelques gouttes d'huile bouillante sur la paupière supérieure gauche. Elle s'aperçoit alors que la vue est considérablement brouillée du côté droit, elle pense que l'accident qui vient de lui arriver en est la seule cause, mais quelques jours après, voulant s'en assurer, elle constate qu'elle ne peut pas lire avec cet œil les gros caractères d'un titre de journal. Jamais pourtant l'œil ne lui a fait mal.

A partir de ce jour, elle s'observe, et elle remarque que lorsqu'elle porte fortement le regard en haut, elle éprouve une légère douleur à la partie inférieure de cet œil.

Il lui arrive aussi de voir de nombreux points lumineux, même lorsqu'elle se trouve dans un endroit sombre. Enfin, est-ce une idée de sa part, elle croit que le feu auquel elle est exposée par son métier lui cause une cuisson dans l'œil.

Nous fûmes amené à l'examiner le 26 janvier 1875. Nous faisions à cette époque quelques recherches sur les cardiaques et les anémiques du service.

Rien dans l'extérieur de ses yeux ne pouvait attirer l'attention ; les papilles étaient largement dilatées ; nous avons noté ce fait chez presque tous les anémiques. Peut-être est-ce une des causes des éblouissements qu'ils accusent souvent? elles étaient des plus paresseuses à l'action de la lumière, mais au contraire très-sensibles à l'atropine ; une goutte suffit pour obtenir une dilatation *ad maximum* rapide.

A droite, le corps vitré absolument transparent laisse voir un fond d'œil pâle, grenu, une papille saine. Légère hypermétropie sans astigmatisme.

L'observation la plus attentive ne fait rien trouver dans les parties périphériques en haut, à droite, à gauche : comme la malade avait accusé une douleur spontanée au moment de l'élévation du regard, notre attention fut portée de ce côté, et nous allions finir l'exploration, lorsqu'en nous plaçant au-dessus de l'œil examiné, celui-ci regardant fortement en bas et en dehors, nous fûmes frappé par le reflet blanchâtre de cette partie.

Avec une lentille de 3 pouces on pouvait distinguer une plaque d'un blanc-jaunâtre, fortement bordée de noir, d'une forme ovalaire, parsemée elle-même de points noirâtres. Il était impossible d'arriver sur le bord antérieur de cette plaque.

Quelle pouvait bien en être la nature ?

Nous avons dit que son bord postérieur était fortement pigmenté, que la surface était irrégulièrement pointillée.

Cette pigmentation tranchait, dans cette région, avec la teinte orange-pâle de l'image du fond de l'œil.

La teinte des cheveux, la couleur de l'iris s'accordaient peu avec cet aspect circonscrit.

Était-ce une ancienne hémorrhagie résorbée ou une plaque de choroïdite aréolaire ?

Nous pencherions pour la première opinion, vu l'absence de tout symptôme inflammatoire.

Nous avons dit que la lésion était choroïdienne. Ce n'était donc pas une des lésions signalées dans ces derniers temps comme fréquentes dans les anémies dites pernicieuses.

La malade ne présentait du reste aucun des phénomènes qui constituent cette maladie encore nouvelle dans le cadre nosologique.

La sensibilité de l'œil est très-augmentée dans le point correspondant à la lésion ; le globe est très-mou, surtout lorsqu'on le compare à celui du côté gauche.

Absolument rien du côté gauche. Après le retour du pouvoir accommodateur, le 2 janvier, l'examen de l'acuité donne :

S à gauche = 1

à droite $\frac{20}{100}$

Pas d'amélioration par les verres. Le champ visuel ne peut pas être pris au tableau ; mais pris avec les deux mains il ne donne aucun renseignement intéressant.

Un mois après nous avons revu cette malade : un curieux phénomène nous a frappé ; la pigmentation du fond de l'œil était bien plus franche dans tout le pôle postérieur. La lésion elle-même n'avait nullement changé d'aspect : du reste comme cet œil n'était pas douloureux au point de la gêner, la malade était décidée à ne suivre aucun traitement.

Observation VII.

Phénomènes glaucomateux chez une malade atteinte d'atrophie partielle du nerf optique et de choroïdite antérieure.

Femme D..., 43 ans, salle Sainte-Rose, n° 11, service de M. le professeur Trélat.

Cette malade se présente pour la première fois à la consultation de la Charité le 1er mars 1874.

Elle se plaint que sa vue a baissé considérablement, et que cette diminution de la faculté visuelle s'est accompagnée de violentes douleurs de tête surtout à droite.

Cet état a commencé le 12 janvier 1874. A cette époque la malade a été prise de violents saignements de nez et de vomissements de sang : lorsque ces accidents se présentaient, les douleurs étaient moins vives pour reprendre après. Elle observait aussi des étincelles dans les yeux : à droite, elle ne voit plus, dit-elle, depuis le 15 ou 20 janvier.

Les règles sont normales. La malade a eu des attaques d'épilepsie depuis l'âge de 16 ans, attaques occasionnées par une peur. Ses parents, du côté de sa mère, sont morts d'une maladie qu'on luia toujours cachée, et qui paraît être l'épilepsie. Il y a dix ans, à la suite d'une couche, la malade a perdu la vue pendant trois mois, et des deux côtés : puis la vision est revenue peu à peu, mais jamais aussi nette du côté gauche. Cette perte de la vue n'a pas été douloureuse.

A droite, abolition presque complète de la vision, tant centrale que périphérique.

A gauche, rétrécissement marqué du champ visuel, en dehors et en bas : de ce côté, la malade lit difficilement à distance les caractères n° 100 : cet œil est sensible au toucher.

L'examen ophthalmoscopique pratiqué à droite, ne montre aucune lésion, quoique la faculté visuelle soit presque éteinte de ce côté.

A gauche, trouble général du corps vitré qui voile l'ensemble du fond de l'œil ; la papille, irrégulièrement ronde, est fortement excavée et manifestement atrophiée dans sa partie supérieure et interne.

Les vaisseaux centraux déviés en dehors, n'offrent pas de modifications importantes : on produit par une pression légère le pouls rétinien qui ne s'observe pas spontanément.

La pupille, qui n'atteint pas le maximum de la dilatation par l'atropine, présente deux synéchies à sa partie supérieure : la chambre antérieure est effacée. La cornée est saine, moins sensible au contact que celle du côté droit, mais absolument transparente : le cercle perikératique très-manifeste, et une injection conjonctivale complètent le tableau.

Lorsque la malade regarde directement en bas, malgré l'insuffisance de la dilatation, on découvre une large plaque de choroïdite, dont on ne peut observer que la partie postérieure. Cette plaque offre un aspect gris-sale, qu'elle doit en partie à l'état du corps vitré ; on propose, moins au point de vue de la fonction que pour remédier aux douleurs circumorbitaires, une iridectomie.

L'opération est pratiquée le 11 mars : l'excision est faite en haut et en dedans.

Le sphincter rentré, au moment où la pince à fixation est enlevée, il se produit une vaste hémorrhagie dans la chambre antérieure. On fait plusieurs tentatives pour expulser une grande partie du sang épanché.

Douleurs vives dans la nuit. Tuméfaction de la paupière supérieure. A la visite du matin, le sang s'est accumulé dans la partie déclive, mais il existe, dans la nouvelle pupille un nuage grisâtre qui l'occupe en totalité.

Atropine ; bandage.

Le 13. Hernie du corps vitré. Les douleurs ont diminué.

Le 15. Gonflement considérable du cristallin. M. le professeur Trélat croit à une rupture spontanée de la capsule. Les douleurs ont reparu avec une extrême violence. On propose une ponction évacuatrice.

La malade désire partir. Malgré les soins éclairés qui lui ont été prodigués à l'hôpital, la malade est partie sous la menace d'une irido-cyclite.

Observation VIII (Sichel).

M. F..., âgé de 36 ans, se présente le 15 février 1870 à la clinique. C'est un homme vigoureux, bien constitué. Il a la face rouge et colorée, les cheveux et la barbe châtains, l'iris brun clair. Il a toujours joui d'une bonne santé, et n'a jamais eu ni diarrhée, ni constipation habituelle, ni hémorroïdes. Il se rappelle seulement avoir éprouvé, dans sa jeunesse, de vagues maux de tête.

Il est employé au tirage des photographies sur papier, et par conséquent exposé à un soleil très-intense, qu'il reçoit habituellement obliquement de bas en haut sur son côté gauche, après quoi ils arrivent sur une glace placée à sa hauteur, pour de là être réfléchies sur son œil droit. Le malade raconte que, au mois de mai 1864, il a été pris de photophobie, qui a augmenté peu à peu, si bien qu'au bout de trois jours, il lui était impossible de regarder une faible lumière, quelque faible qu'elle fût. Il dut s'astreindre à vivre dans l'obscurité la plus profonde. En même temps apparurent des douleurs périorbitaires très-fortes, disparaissant le soir vers six heures pour se reproduire le lendemain matin à cinq heures. Vers une heure exacerbation du mal, photopsie et photophobie intenses très-gênantes. En même temps hyperesthésie du cuir chevelu. Le malade ne pouvait reposer la tête sur l'oreiller, il lui semblait que ses cheveux entraient dans sa tête comme autant d'aiguilles. Un médecin, consulté à cette époque, conseilla l'application de 25 sangsues à l'anus.

Disparition à peu près complète de ces phénomènes, du vingt-cinquième au trente-einquième jour, pendant lesquels le malade prit 1 gramme de sulfate de quinine par jour. Pommade belladonée. Purgatif. Après cela, le malade porta des lunettes bleues pendant deux mois. Depuis cette époque, il est resté dix-huit mois sans rien ressentir; mais il a été pris ensuite des mêmes symptômes, quoique un peu moins intenses, cinq à six fois par an.

Il y a trois semaines cependant, la maladie reprit son intensité première ; l'accès durait de huit à dix heures par jour. L'œil est sensible au toucher; quand on fait regarder le malade directement en bas, on constate par la pression du doigt sur le globe un point douloureux en haut et en dedans. Le malade dit que les rayons du soleil qui le frappent en face ne le gênent pas, tandis que ceux qui pénètrent obliquement de dehors en dedans, dans la direction du point douloureux, exagèrent la douleur et la photophobie.

Examen ophthalmoscopique. — Pas de trouble du corps vitré, excavation physiologique de la papille dont les contours sont moins bien accusés.

Léger œdème rétinien, veines plus volumineuses, flexueuses, *vasa vorticosa* plus accusés, turgescents.

On aperçoit un point limité, situé en haut et en dedans, un peu au delà de l'équateur, une tache d'un brun-rougeâtre, très-foncée, dont la coloration diffère cependant de celle d'une hémorrhagie. Cette portion de choroïde d'une teinte plus foncée, correspond exactement au point où siége la douleur accusée à la pression. L'examen à l'image droite n'est possible, après atropinisation, qu'à l'aide d'un verre $+ \frac{1}{24,}$ placé au devant de l'œil au point focal antérieur, ce qui indique une $Ht = \frac{1}{24}$ L'examen de la réfraction avant atropisation avait donné $Hm = \frac{1}{36}$. Application de la ventouse Heurteloup, avec émission de deux cylindres de sang, purgatifs répétés, pilules aloétiques, conserves, verres-coquille, teintes cobalt foncé, repos absolu des yeux. 25 février, amélioration très-notable, photophobie presque nulle, douleurs sensiblement diminuées, pilules de bichlorure de mercure, 0,15 centigrammes en 50 pilules, bains de pieds à la moutarde, etc. 5 mars, le malade revient pour faire constater sa guérison; le fond de l'œil est normal, tous les symptômes subjectifs ont disparu.

Observation IX (Sichel).

Le 4 avril 1870 se présente à ma clinique la nommée B..., âgée de 34 ans, ménagère, de constitution robuste, au teint coloré, mère de plusieurs enfants bien portants. Elle n'a jamais été sérieusement malade, mais elle a été de tout temps sujette à des constipations, se manifestant principalement à l'époque de ses grossesses. Il y a trois ans, apparition d'une tache noire, voltigeant constamment dans la partie interne du champ visuel de l'œil gauche. L'apparition de cette mouche volante, selon l'expression de la malade, a coïncidé avec la suppression d'hémorrhoïdes fluantes qu'elle avait depuis ses dernières couches. Depuis cette époque, ajoute la malade, les règles quoique régulières, sont moins abondantes, le trouble de la vue a été en augmentant, la tache a constamment grandi, et bientôt toute application du regard, longtemps soutenue, est devenue complètement impossible, à moins d'exclusion complète de l'œil gauche. Croyant à un affaiblissement irrémédiable de la vue de cet œil, elle ne s'en serait jamais préoccupée, si depuis quelque temps deux symptômes n'étaient venus se joindre à ceux déjà mentionnés. Depuis trois ou quatre semaines, elle a des douleurs frontales vagues, mais pénibles au point d'empêcher parfois le sommeil. A ces douleurs se joint depuis quinze jours une photophobie insupportable, qui, dès que la malade est exposée à des variations d'éclairage, quelque faibles qu'elles soient, lui fait éprouver la sensation « *de coups d'aiguille dans l'intérieur de l'œil,* » et c'est surtout pour ce phénomène qu'elle vient réclamer notre aide. En même temps elle éprouve dans l'œil lui-même et depuis quelques jours seulement, des douleurs pongitives, « comme si son œil était sur le point d'éclater. » Le champ visuel, dans sa partie inférieure et interne, est occupé par un scotome assez large. La pression à l'œil de la pulpe du doigt sur un point assez limité en haut et en dehors lorsque l'œil est en rotation inférieure et interne, détermine une douleur poignante qui arrache des cris à la malade et lui fait retirer la tête en arrière. En même temps, il lui semble voir de nombreuses étincelles très-volumineuses, même dans l'obscurité. L'examen à l'ophthalmoscope fait reconnaître à la partie supéro-externe du fond de l'œil, à peu près à égale distance de l'équateur et de l'ora-serrata, exactement dans le point qui est le siége du scotome et de la douleur, une série de petites taches blanchâtres, ou blanc-jaunâtres, arrondies, et qui lors de l'examen à l'image renversée à l'aide d'une lentille de 3 pouces, mesurent environ 2 à 2 1[2 millimètres de diamètres. Ces petites taches sont disposées principalement sur une ligne courbe concave en dedans : chacune d'elles est entourée d'un petit limbe rouge-jaunâtre, qui par sa faible coloration, tranche fortement sur la teinte rouge des parties environnantes. En même temps au delà de ces zones, la coloration rouge est plus prononcée que partout ailleurs ; on aperçoit de plus un bon nombre de vasa verticosa, fortement turgescents et qui font relief. Au devant des taches, comme aux parties voisines, on observe un léger œdème rétinien, reconnaissable à un aspect opaque de son tissu, qui fait paraître diffus les vaisseaux rétiniens, particulièrement les veines, et les masque en partie. De plus, les veines elles-mêmes décrivent de fortes et brusques sinuosités. Dans tout le restant de l'œil, il est impossible de retrouver la trace d'aucune autre altération. L'examen à l'image droite confirme ces lésions et n'apprend rien de nouveau. L'œil est emmétrope. Je fais inscrire sur le journal clinique le diagnostic suivant. Choroïdite exsudative circonscrite gauche. Je conseille l'application de la sangsue Heurteloup, l'émission d'un cylindre et demi de sang, des pilules aloe-

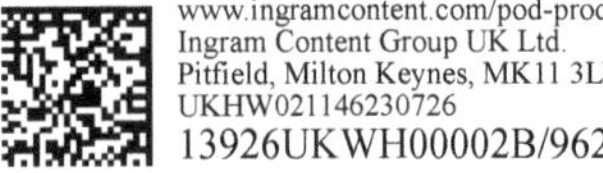

www.ingramcontent.com/pod-product-compliance
Ingram Content Group UK Ltd.
Pitfield, Milton Keynes, MK11 3LW, UK
UKHW021146230726
13926UKWH00002B/962